L'analyse transactionnelle:

Comprendre

les interactions humaines

Lydia Derbal, une femme au parcours atypique, a trouvé sa voie à travers les méandres de la vie. Son chemin a été jalonné de défis, mais c'est précisément ces défis qui l'ont conduite vers sa passion : l'analyse transactionnelle.

Née avec des lacunes dues à des difficultés non diagnostiquées de dyslexie, Lydia a dû faire face à un système éducatif qui ne correspondait pas à son mode de fonctionnement. Déterminée à trouver sa place dans le monde professionnel, elle a commencé sa carrière avec un CAP en esthétique et relaxologie. Pendant huit ans, elle a travaillé, ressentant un profond malaise et une insatisfaction tant sur le plan professionnel que personnel. Un vide persistait, un manque de stimulation psychologique se faisait ressentir.

C'est alors qu'elle a décidé de reprendre le chemin des études.

Pendant huit ans, Lydia a travaillé en tant que gestionnaire de patrimoine. Au fil de ses rencontres avec les clients, elle a découvert sa capacité innée à établir un lien de confiance et à les conseiller non seulement sur des questions financières, mais aussi sur des aspects plus personnels de leur vie. Les remarques répétées de ses clients, lui disant qu'elle aurait dû être psychologue, ont résonné en elle et l'ont poussée à réfléchir sérieusement à sa vocation.

À l'âge de 39 ans, Lydia a décidé de suivre son cœur et de se lancer dans une nouvelle aventure. Elle a entamé des études à la e-faculté psychologie et de psychanalyse de Aix-en-Provence, et c'est là que son voyage vers l'analyse transactionnelle a commencé. Fascinée par cette approche unique de la psychologie, Lydia a trouvé enfin sa véritable passion et s'est engagée à aider les autres à comprendre et à transformer leurs relations avec eux-mêmes et avec les autres. Aujourd'hui, en tant que psychanalyste et analyste transactionnelle, elle partage son expérience et son expertise avec ceux qui cherchent à trouver un sens à leur vie et à établir des relations plus épanouissantes.

Prélude :

Au cœur de chaque interaction humaine réside un vaste paysage émotionnel et relationnel, où se mêlent les fils complexes de nos pensées, de nos émotions et de nos comportements. Dans ce manuel d'analyse transactionnelle, nous nous engageons à dévoiler les mécanismes sous-jacents de ces interactions, offrant ainsi une compréhension approfondie des dynamiques qui façonnent nos relations. En parcourant ces pages, vous serez invités à explorer les rouages subtils qui régissent nos échanges quotidiens, et à acquérir les outils nécessaires pour naviguer avec aisance dans le monde des interactions humaines. Préparez-vous à plonger dans les profondeurs fascinantes de l'âme humaine et à découvrir les clés pour établir des relations épanouissantes, tant sur le plan personnel que professionnel.

"Dans les pages qui suivent, je partage avec vous le fruit de ma réflexion personnelle et de mon expérience en tant que Coach de développement personnel. Il est important de souligner que les cas cliniques présentés sont fictifs et ont été créés dans le but d'illustrer les concepts et les applications de l'analyse transactionnelle."

Table des matières

L'analyse transactionnelle est une théorie et une méthode de psychologie développée par le psychiatre Eric Berne dans les années 1950. Elle se concentre sur l'étude des transactions, c'est-à-dire les échanges verbaux et non verbaux entre les individus, et vise à améliorer la communication et les relations interpersonnelles.

- Les états du moi : l'analyse transactionnelle identifie trois états du moi - le Parent, l'Adulte et l'Enfant - qui influencent nos pensées, nos émotions et nos comportements.

- Les transactions : ce sont les échanges entre les états du moi de deux personnes. Les transactions peuvent être saines (complémentaires) ou dysfonctionnelles (croisées).

- Les scénarios de vie : les scénarios de vie sont les schémas récurrents de comportement que nous développons en réponse à notre environnement et à nos expériences précoces.

- Les jeux psychologiques : ce sont des schémas de communication dysfonctionnels qui visent à obtenir une gratification émotionnelle, mais qui finissent par être nuisibles.

Chapitre 2 : Les états du moi

2.1 Le Parent

- Caractéristiques du Parent : le Parent représente les valeurs, les croyances et les comportements que nous avons intériorisés de nos parents et de nos figures d'autorité.

- Les comportements du Parent : le Parent peut être soit protecteur et bienveillant, soit critique et autoritaire.

2.2 L'Adulte

- Caractéristiques de l'Adulte : l'Adulte est le mode de pensée rationnel et objectif. Il est responsable de la prise de décision et de l'analyse des informations.

- Les comportements de l'Adulte : l'Adulte est capable d'écouter, de comprendre et de répondre de manière appropriée aux situations.

2.3 L'Enfant

- Caractéristiques de l'Enfant : l'Enfant représente nos émotions, nos besoins et nos désirs spontanés. Il est fortement influencé par nos expériences précoces.

- Les comportements de l'Enfant : l'Enfant peut être joyeux et joueur, ou peut exprimer des comportements rebelles ou soumis.

Chapitre 3 : Les transactions

3.1 Transactions complémentaires

- Les transactions complémentaires sont des échanges harmonieux entre les états du moi de deux personnes. Elles favorisent une communication efficace et une relation saine.

3.2 Transactions croisées et les différentes transactions possibles + bonus

- Les transactions croisées sont des échanges conflictuels ou dysfonctionnels entre les états du moi.

1. Qu'est-ce que l'analyse transactionnelle étudie principalement ?

L'analyse transactionnelle étudie principalement les interactions entre les individus, en se concentrant sur les échanges verbaux et non verbaux qui ont lieu lors des transactions. Elle vise à comprendre comment ces interactions influencent nos pensées, nos émotions et nos comportements, et comment elles peuvent être améliorées pour favoriser des relations interpersonnelles plus saines et un changement positif.

L'objectif principal de l'analyse transactionnelle est de faciliter la croissance personnelle et le développement des individus en les aidant à comprendre et à améliorer leurs interactions avec les autres. Elle vise à permettre aux individus de mieux se comprendre, de mieux communiquer et d'établir des relations plus satisfaisantes.

L'analyse transactionnelle cherche également à identifier et à changer les schémas de pensée et de comportement négatifs ou limitants, afin de favoriser un changement positif et une meilleure qualité de vie.

Chapitre 1 : Introduction à l'analyse transactionnelle

1.1 Qu'est-ce que l'analyse transactionnelle ?

L'analyse transactionnelle (AT) est une théorie et une méthode de psychologie qui a été développée par le psychiatre canadien Eric Berne dans les années 1950. Elle repose sur le postulat que les interactions humaines peuvent être analysées et comprises à travers le prisme des transactions, à la fois verbales et non verbales, qui se produisent entre les individus.

Berne a introduit le concept fondamental de "transaction" pour décrire les échanges qui ont lieu entre les personnes. Selon lui, chaque transaction implique trois éléments essentiels : le stimulus, la réponse et la reconnaissance. L'AT s'intéresse également aux états du Moi, qui représentent les différentes parties de la personnalité influençant nos interactions : le Parent, l'Adulte et l'Enfant.

L'objectif principal de l'AT est d'améliorer la communication et les relations interpersonnelles en permettant aux individus de mieux comprendre leur propre fonctionnement psychologique ainsi que celui des autres. En identifiant les schémas de comportement et de pensée qui se répètent, les individus peuvent prendre conscience de leurs motivations profondes et des obstacles qui entravent leurs relations.

1.2 Les concepts clés de l'analyse transactionnelle

Parmi les concepts clés de l'analyse transactionnelle, les États du Moi occupent une place centrale. Le Parent représente les messages et les attitudes internalisés des figures d'autorité de l'enfance, l'Adulte est responsable du traitement rationnel de l'information, tandis que l'Enfant renferme les émotions, les besoins et les désirs hérités de l'enfance.

Un autre concept important est celui du scénario de vie, qui désigne les schémas de comportement et de pensée adoptés dès l'enfance en réponse aux expériences vécues. Ces scénarios, qui se construisent souvent de manière inconsciente, influencent profondément la manière dont les individus perçoivent le monde et interagissent avec les autres.

Les jeux psychologiques sont également au cœur de l'analyse transactionnelle. Ce sont des interactions répétitives et prévisibles qui servent à éviter l'intimité ou à manipuler les autres pour obtenir des besoins non satisfaits. En reconnaissant ces jeux et en comprenant leurs mécanismes, les individus peuvent briser les schémas néfastes et construire des relations plus authentiques.

Enfin, les transactions et les positions de vie sont des concepts qui permettent de décoder les interactions humaines. Les transactions désignent les échanges qui se produisent entre les États du Moi, tandis que les positions de vie renvoient aux attitudes de base que les individus adoptent vis-à-vis d'eux-mêmes et des autres, telles que "Je suis OK, tu es OK" ou "Je suis OK, tu n'es pas OK".

En résumé, l'analyse transactionnelle offre un cadre théorique puissant pour comprendre les dynamiques interpersonnelles et favoriser le changement personnel. En explorant les concepts clés tels que les États du Moi, les scénarios de vie, les jeux psychologiques, les transactions et les positions de vie, les individus peuvent développer une conscience accrue de leur propre fonctionnement psychologique et améliorer leurs relations avec les autres.

1.3 L'application de l'analyse transactionnelle dans la pratique

L'analyse transactionnelle offre une multitude d'applications pratiques dans différents domaines de la vie. Dans le domaine thérapeutique, elle est utilisée comme outil de psychothérapie pour aider les individus à résoudre des problèmes émotionnels et relationnels, à surmonter des obstacles personnels et à améliorer leur qualité de vie. Les professionnels formés à l'AT peuvent travailler avec une variété de clients, des enfants aux adultes, en passant par les couples et les groupes, pour aborder une gamme de problèmes tels que l'anxiété, la dépression, les troubles de l'humeur, les troubles du comportement et les conflits relationnels.

En dehors du cadre thérapeutique, l'AT est également utilisée dans le domaine de l'éducation pour améliorer la communication et les relations interpersonnelles entre les enseignants et les élèves, ainsi qu'entre les élèves eux-mêmes. Les concepts de l'AT peuvent être intégrés dans les programmes de développement personnel et social pour aider les individus à acquérir des compétences sociales, à développer leur empathie et leur assertivité, et à mieux comprendre leurs propres réactions émotionnelles.

Sur le lieu de travail, l'AT est souvent utilisée pour améliorer la dynamique d'équipe, la communication et la gestion des conflits. Les managers formés à l'AT peuvent appliquer les principes de cette approche pour favoriser un environnement de travail sain et productif, où les employés se sentent écoutés, respectés et soutenus dans leur développement professionnel et personnel.

En résumé, l'analyse transactionnelle est une approche polyvalente qui peut être appliquée dans de nombreux contextes différents pour favoriser le bien-être émotionnel et relationnel. En comprenant les concepts clés de l'AT et en les appliquant dans la pratique, les individus peuvent améliorer leur communication, leurs relations et leur qualité de vie de manière significative.

1.4 Les avantages de l'analyse transactionnelle

L'analyse transactionnelle offre de nombreux avantages pour les individus, les couples, les familles et les groupes. En comprenant les dynamiques de communication et les schémas comportementaux sous-jacents, les individus peuvent développer une meilleure conscience de soi et des autres, ce qui facilite la résolution des conflits et l'amélioration des relations interpersonnelles.

Un des principaux avantages de l'AT est sa capacité à fournir des outils concrets pour le changement. En identifiant les jeux psychologiques et les schémas de comportement qui entravent le bien-être émotionnel et relationnel, les individus peuvent travailler à les modifier et à adopter des comportements plus sains et plus adaptatifs.

De plus, l'AT est une approche holistique qui prend en compte l'ensemble de la personne, y compris ses pensées, ses émotions, ses comportements et ses relations. En intégrant ces différents aspects de l'expérience humaine, l'AT permet aux individus de développer une vision plus complète d'eux-mêmes et de leur vie, ce qui favorise un sentiment de bien-être et d'épanouissement personnel.

Enfin, l'AT est une approche flexible et adaptable qui peut être utilisée dans une variété de contextes et avec différents types de clients. Que ce soit en thérapie individuelle, en thérapie de couple, en thérapie familiale ou en travail de groupe, les principes de l'AT peuvent être appliqués de manière efficace pour répondre aux besoins spécifiques des clients et favoriser des résultats positifs.

En conclusion, l'analyse transactionnelle est une approche puissante et polyvalente qui offre de nombreux avantages pour ceux qui cherchent à améliorer leur bien-être émotionnel et relationnel. En comprenant les concepts clés de l'AT et en les appliquant dans la pratique, les individus peuvent développer une meilleure conscience de soi, des relations plus saines et une meilleure qualité de vie globale.

1.5 Les limites et les critiques de l'analyse transactionnelle

Malgré ses nombreux avantages, l'analyse transactionnelle n'est pas sans limites ni critiques. Certaines critiques portent sur la complexité et la subjectivité de certains concepts, ainsi que sur le risque de simplification excessive des comportements humains. De plus, certains thérapeutes et chercheurs remettent en question la validité scientifique de l'AT, arguant qu'elle manque de bases empiriques solides pour soutenir ses revendications théoriques.

Une autre critique fréquente concerne la stigmatisation associée à certains concepts de l'AT, tels que les positions de vie. Certains professionnels de la santé mentale craignent que l'utilisation de ces termes puisse étiqueter les individus et les enfermer dans des rôles rigides, au détriment de leur capacité à évoluer et à changer.

De plus, l'AT est parfois critiquée pour son manque de diversité culturelle et sociale. Les concepts et les techniques de l'AT ont été largement développés dans des contextes culturels et sociaux spécifiques, ce qui soulève des questions quant à leur applicabilité universelle et à leur pertinence pour des populations diverses.

Malgré ces limites et critiques, l'analyse transactionnelle reste une approche précieuse pour de nombreuses personnes et peut offrir des bénéfices significatifs en matière de croissance personnelle, de communication et de relations interpersonnelles. En tenant compte de ces critiques et en adoptant une approche réfléchie et éthique, les praticiens de l'AT peuvent continuer à utiliser cette approche de manière efficace pour aider leurs clients à atteindre leurs objectifs de bien-être émotionnel et relationnel.

1.6 L'avenir de l'analyse transactionnelle

Malgré les critiques et les défis auxquels elle est confrontée, l'analyse transactionnelle continue d'évoluer et de s'adapter pour répondre aux besoins changeants de la société contemporaine. De nombreux praticiens et chercheurs travaillent activement à intégrer les principes de l'AT dans d'autres approches thérapeutiques et à développer de nouvelles applications dans des domaines tels que le coaching, la médiation et le développement personnel.

L'avenir de l'analyse transactionnelle dépendra en grande partie de sa capacité à s'adapter aux changements culturels, sociaux et technologiques. Les praticiens de l'AT devront rester ouverts aux nouvelles idées et aux nouvelles perspectives, tout en continuant à honorer les principes fondamentaux de l'approche.

De plus, l'AT devra continuer à promouvoir la recherche empirique pour soutenir ses revendications théoriques et démontrer son efficacité clinique. En accumulant des preuves empiriques solides, l'AT pourra renforcer sa légitimité en tant qu'approche thérapeutique valide et efficace.

Enfin, l'avenir de l'AT dépendra également de sa capacité à rester pertinente et accessible pour un large éventail de personnes. Les praticiens de l'AT devront continuer à promouvoir la sensibilisation et l'éducation du public sur les bienfaits de l'approche, tout en travaillant à réduire les barrières à l'accès aux services thérapeutiques.

En conclusion, l'analyse transactionnelle a un avenir prometteur en tant qu'approche thérapeutique et de développement personnel. En restant ouverte à l'innovation, en promouvant la recherche empirique et en restant centrée sur les besoins des individus, l'AT continuera à jouer un rôle important dans la promotion du bien-être émotionnel et relationnel pour les années à venir.

Chapitre 2 : Les États du Moi

2.1 Le Parent

Le Parent représente la partie de notre personnalité qui contient les valeurs, les croyances et les comportements que nous avons intériorisés de nos parents et de nos figures d'autorité. Ce chapitre explore en profondeur les différentes caractéristiques du Parent et les façons dont il influence nos interactions et nos comportements.

Nous commençons par examiner les origines du Parent, en nous penchant sur les premières années de notre vie où nous avons absorbé les messages et les attitudes de nos parents et de notre environnement familial. En comprenant comment ces influences ont façonné notre perception du monde, nous pouvons mieux saisir l'impact du Parent sur nos pensées, nos émotions et nos actions.

Ensuite, nous explorons les différentes manifestations du Parent, qui peuvent varier en fonction des expériences individuelles et des modèles parentaux. Nous discutons des comportements protecteurs et bienveillants du Parent, qui peuvent se manifester sous la forme de conseils avisés, de soutien inconditionnel et de réconfort. Nous examinons également les aspects critiques et autoritaires du Parent, qui peuvent prendre la forme de jugements sévères, de reproches et de contrôle excessif.

Enfin, nous abordons les stratégies pour travailler avec le Parent de manière constructive. Nous explorons des techniques telles que la restructuration cognitive, la révision des croyances limitantes et la pratique de l'empathie envers notre enfant intérieur. En développant une relation saine avec notre Parent, nous pouvons mieux comprendre et réguler nos réactions émotionnelles, ce qui nous permet d'interagir de manière plus authentique et bienveillante avec les autres.

2.2 L'Adulte

L'Adulte représente le mode de pensée rationnel et objectif de notre personnalité. Dans ce chapitre, nous plongeons dans les caractéristiques distinctives de l'Adulte et les façons dont il influence notre prise de décision, notre résolution de problèmes et notre capacité à analyser les informations.

Nous commençons par explorer les origines de l'Adulte, en examinant comment il se développe à partir de l'expérience et de l'apprentissage. Nous discutons des compétences essentielles de l'Adulte, telles que la capacité à observer, à évaluer et à anticiper les conséquences de nos actions. En comprenant comment l'Adulte interagit avec les autres parties de notre personnalité, nous pouvons mieux saisir son rôle dans la régulation de nos émotions et de nos comportements.

Ensuite, nous examinons les comportements typiques de l'Adulte, qui incluent l'écoute active, la réflexion critique et la résolution de problèmes. Nous discutons des stratégies pour renforcer notre Adulte, telles que la pratique de la pleine conscience, le développement de compétences en résolution de problèmes et l'identification des biais cognitifs qui peuvent nuire à notre jugement objectif.

Enfin, nous explorons les applications pratiques de l'Adulte dans divers contextes de la vie quotidienne, tels que le travail, les relations interpersonnelles et la prise de décision. En développant notre capacité à penser de manière adulte, nous pouvons mieux naviguer dans les défis de la vie moderne et prendre des décisions éclairées qui reflètent nos valeurs et nos objectifs personnels

2.2 L'Adulte (Suite)

Nous approfondissons également la façon dont l'Adulte peut être utilisé comme un outil puissant pour la résolution de conflits et la gestion du stress. En cultivant une approche réfléchie et objective face aux défis de la vie, nous pouvons développer des stratégies efficaces pour faire face aux situations difficiles et prendre des décisions éclairées.

Enfin, nous explorons les pratiques pour renforcer et maintenir notre Adulte au quotidien. Nous abordons des techniques telles que la journalisation réflexive, la recherche d'informations factuelles pour étayer nos décisions, et la recherche de soutien et de conseils d'autres personnes. En développant notre capacité à penser de manière adulte, nous pouvons cultiver une plus grande confiance en nous-mêmes et une plus grande résilience face aux défis de la vie.

En conclusion, ce chapitre offre une exploration approfondie des états du Moi, en mettant en lumière les caractéristiques distinctes du Parent et de l'Adulte ainsi que leurs implications pour notre bien-être émotionnel et relationnel. En comprenant comment ces aspects de notre personnalité interagissent et influencent nos interactions avec les autres, nous pouvons développer une plus grande conscience de soi et des compétences pour naviguer avec succès dans les défis de la vie quotidienne.

2.3 L'Enfant

Le troisième aspect des états du Moi est l'Enfant, qui représente la partie de notre personnalité qui contient nos émotions, nos besoins et nos désirs hérités de l'enfance. Ce chapitre explore en profondeur les caractéristiques de l'Enfant et son influence sur nos pensées, nos émotions et nos comportements.

Nous commençons par examiner les origines de l'Enfant, en nous penchant sur les premières expériences de vie qui façonnent notre compréhension du monde et de nous-mêmes. Nous explorons les différentes parties de l'Enfant, y compris l'Enfant libre, spontané et créatif, ainsi que l'Enfant adapté et soumis aux attentes des autres.

Ensuite, nous explorons les différents types d'émotions qui peuvent être associés à l'Enfant, y compris la joie, la tristesse, la colère, la peur et la honte. Nous discutons des façons dont ces émotions peuvent influencer nos réactions et nos comportements, ainsi que des stratégies pour réguler nos émotions de manière saine et constructive.

Nous examinons également les schémas de comportement et les scénarios de vie qui peuvent découler de l'Enfant, y compris les scripts de victime, de rebelle et de sauveur. En comprenant comment ces schémas se manifestent dans nos interactions et nos relations, nous pouvons mieux comprendre nos motivations et nos besoins sous-jacents.

Enfin, nous abordons les stratégies pour travailler avec l'Enfant de manière constructive. Nous explorons des techniques telles que l'auto-compassion, la validation émotionnelle et la pratique de la pleine conscience pour cultiver une relation saine avec notre Enfant intérieur. En développant une plus grande conscience de nos émotions et de nos besoins, nous pouvons mieux répondre à nos besoins émotionnels et favoriser des relations plus authentiques et satisfaisantes avec les autres.

2.4 Les interactions entre les états du Moi

Le chapitre se penche sur la dynamique complexe des interactions entre les états du Moi. Nous explorons comment les états du Parent, de l'Adulte et de l'Enfant interagissent pour influencer nos pensées, nos émotions et nos comportements dans différentes situations de la vie quotidienne.

Nous commençons par examiner les interactions harmonieuses entre les états du Moi, où le Parent, l'Adulte et l'Enfant travaillent en synergie pour favoriser des relations saines et équilibrées. Nous discutons des avantages de ces interactions et des stratégies pour les encourager dans nos interactions quotidiennes.

Ensuite, nous abordons les interactions conflictuelles entre les états du Moi, où le Parent, l'Adulte et l'Enfant entrent en conflit les uns avec les autres. Nous explorons les schémas de communication dysfonctionnels qui peuvent découler de ces conflits, tels que les jeux psychologiques et les scénarios de vie négatifs. Nous discutons également des stratégies pour désamorcer les conflits et favoriser une communication plus authentique et constructive.

Nous examinons également les interactions entre les états du Moi dans des situations de stress et de crise, où les réactions émotionnelles peuvent prendre le dessus sur la pensée rationnelle. Nous discutons des stratégies pour gérer ces situations avec calme et résilience, en utilisant les ressources de chaque état du Moi de manière appropriée.

Enfin, nous explorons les implications des interactions entre les états du Moi pour notre bien-être émotionnel et relationnel. Nous discutons de l'importance de cultiver une relation équilibrée et harmonieuse entre le Parent, l'Adulte et l'Enfant pour favoriser un sentiment de bien-être et des relations satisfaisantes avec les autres.

2.5 Intégration des états du Moi dans la vie quotidienne

Ce chapitre se concentre sur l'intégration pratique des états du Moi dans la vie quotidienne. Nous explorons comment nous pouvons utiliser consciemment le Parent, l'Adulte et l'Enfant pour améliorer nos interactions, réguler nos émotions et prendre des décisions éclairées.

Nous commençons par discuter des stratégies pour développer une conscience accrue des états du Moi dans nos interactions quotidiennes. Nous explorons des techniques telles que l'observation de soi, la tenue d'un journal émotionnel et la réflexion sur nos schémas de comportement et de pensée. En développant une plus grande conscience de nos réactions automatiques, nous pouvons commencer à les remettre en question et à choisir des réponses plus adaptées.

Ensuite, nous abordons les applications pratiques des états du Moi dans différents domaines de la vie, tels que le travail, les relations familiales et amicales, et les situations de stress. Nous explorons des exemples concrets de la manière dont nous pouvons utiliser le Parent pour offrir du soutien et des conseils aux autres, l'Adulte pour prendre des décisions éclairées et résoudre les problèmes, et l'Enfant pour exprimer nos émotions de manière authentique et spontanée.

Nous discutons également des stratégies pour équilibrer les états du Moi afin de favoriser un fonctionnement psychologique et relationnel optimal. Nous explorons des pratiques telles que la méditation, la pleine conscience et la gestion du stress pour renforcer notre capacité à accéder à chaque état du Moi de manière équilibrée et appropriée.

Enfin, nous explorons les implications de l'intégration des états du Moi dans la vie quotidienne pour notre bien-être émotionnel et relationnel. Nous discutons de l'importance de cultiver une relation harmonieuse et équilibrée entre le Parent, l'Adulte et l'Enfant pour favoriser un sentiment de bien-être et des relations satisfaisantes avec les autres.

2.6 Approfondissement des états du Moi dans la thérapie et le développement personnel

Dans ce dernier volet, nous explorons l'application des états du Moi dans le cadre de la thérapie et du développement personnel. Nous examinons comment les thérapeutes et les coachs utilisent les concepts de Parent, d'Adulte et d'Enfant pour aider les individus à mieux comprendre leur fonctionnement psychologique et à développer des stratégies pour surmonter les obstacles et atteindre leurs objectifs.

Nous commençons par discuter de l'utilisation des états du Moi comme cadre de travail dans la thérapie. Nous explorons comment les thérapeutes peuvent aider les clients à identifier et à comprendre les schémas de comportement et de pensée associés à chaque état du Moi, et comment ils peuvent encourager le développement d'une relation plus équilibrée et harmonieuse entre ces différentes parties de la personnalité.

Ensuite, nous abordons l'application des états du Moi dans le coaching et le développement personnel. Nous explorons comment les coachs utilisent les concepts de Parent, d'Adulte et d'Enfant pour aider les clients à identifier leurs objectifs, à surmonter les obstacles et à développer des stratégies pour réaliser leur plein potentiel.

Nous discutons également des implications éthiques et pratiques de l'utilisation des états du Moi dans la thérapie et le développement personnel. Nous explorons des questions telles que la confidentialité, le consentement éclairé et la supervision professionnelle, ainsi que des stratégies pour assurer une utilisation éthique et efficace de ces concepts dans la pratique clinique.

Enfin, nous explorons les possibilités d'approfondissement des états du Moi dans la recherche future. Nous discutons des domaines potentiels d'exploration, tels que l'impact des états du Moi sur la santé mentale et le bien-être, ainsi que des méthodes de recherche pour évaluer l'efficacité des interventions basées sur les états du Moi dans la thérapie et le développement personnel.

Chapitre 3 : Les transactions

Les transactions sont au cœur de l'analyse transactionnelle, et ce chapitre explore en profondeur les différentes formes d'interactions entre les états du Moi. Nous examinerons les transactions complémentaires, qui favorisent une communication harmonieuse, ainsi que les transactions croisées, qui peuvent entraîner des conflits et des dysfonctionnements relationnels.

3.1 Transactions complémentaires

Les transactions complémentaires sont des échanges harmonieux entre les états du Moi de deux personnes. Elles se produisent lorsque les transactions entre les états du Parent, de l'Adulte et de l'Enfant de chaque personne se répondent de manière cohérente et constructive. Par exemple, si une personne exprime un besoin émotionnel à partir de son Enfant, et que l'autre répond avec compassion et empathie à partir de son Parent, une transaction complémentaire se produit. Ces échanges favorisent une communication ouverte et une connexion émotionnelle profonde, renforçant ainsi les liens entre les individus.

Exemple de cas clinique : Sophie, une cliente en thérapie, exprime son anxiété à propos d'un projet de travail. Son thérapeute, utilisant son Adulte pour comprendre la situation rationnellement, valide ses émotions en offrant un soutien rassurant à partir de son Parent. Cette transaction complémentaire permet à Sophie de se sentir entendue et soutenue, ce qui renforce sa confiance et sa capacité à gérer ses émotions.

3.2 Transactions croisées

Les transactions croisées sont des échanges conflictuels ou dysfonctionnels entre les états du Moi. Elles se produisent lorsque les transactions entre les états du Moi de deux personnes ne se répondent pas de manière cohérente ou congruente, ce qui entraîne souvent des malentendus, des frustrations et des conflits. Par exemple, si une personne exprime une demande rationnelle à partir de son Adulte, et que l'autre répond avec une réprimande critique à partir de son Parent, une transaction croisée se produit. Ces échanges peuvent mener à une communication inefficace, à des malentendus et à une détérioration des relations.

Exemple de cas clinique : Marc confronte son collègue à propos d'un projet de travail et exprime ses préoccupations de manière rationnelle à partir de son Adulte. Son collègue, se sentant attaqué, répond avec colère et critique à partir de son Parent. Cette transaction croisée crée un conflit entre les deux collègues et entrave la résolution constructive du problème.

En conclusion, les transactions complémentaires favorisent une communication efficace et des relations saines, tandis que les transactions croisées peuvent entraîner des conflits et des dysfonctionnements relationnels. En comprenant les différents types de transactions et en développant des compétences pour les gérer de manière appropriée, les individus peuvent améliorer leur communication et leurs relations interpersonnelles.

3.3 Transactions ultrasophistiquées

Les transactions ultrasophistiquées sont des échanges subtils et complexes entre les états du Moi, caractérisés par une grande profondeur psychologique. Elles se produisent lorsque les individus utilisent des niveaux avancés de conscience de soi et d'empathie pour interagir de manière significative. Par exemple, une personne peut exprimer une émotion à partir de son Enfant, et l'autre peut répondre avec une validation empathique à partir de son Adulte, créant ainsi une transaction ultrasophistiquée qui favorise une connexion émotionnelle profonde et une compréhension mutuelle.

Exemple de cas clinique : Sarah, une cliente en thérapie, partage ses craintes et ses insécurités concernant sa relation avec son conjoint. Son thérapeute, utilisant son Adulte pour écouter activement et comprendre ses émotions, répond avec empathie et validation à partir de son Parent. Cette transaction ultrasophistiquée permet à Sarah de se sentir pleinement comprise et soutenue, renforçant ainsi son lien de confiance avec son thérapeute.

3.4 Transactions de rebond

Les transactions de rebond se produisent lorsque les individus passent rapidement d'un état du Moi à un autre en réponse aux interactions. Elles sont souvent observées dans des situations de stress ou d'urgence, où les réponses émotionnelles sont rapides et spontanées. Par exemple, une personne peut commencer une conversation à partir de son Adulte, mais passer rapidement à son Enfant en réponse à une réaction émotionnelle de l'autre personne, créant ainsi une transaction de rebond qui peut conduire à une escalade émotionnelle ou à un malentendu.

Exemple de cas clinique : Max et Anna, un couple en thérapie, discutent de leurs finances. Max commence la conversation en utilisant son Adulte pour proposer des solutions pratiques, mais lorsque

Anna réagit avec frustration à partir de son Enfant, Max réagit en retour avec colère à partir de son Parent. Cette transaction de rebond crée un cycle de conflit émotionnel qui empêche les deux partenaires de résoudre efficacement leurs problèmes.

En conclusion, les transactions ultrasophistiquées permettent une connexion émotionnelle profonde et une compréhension mutuelle, tandis que les transactions de rebond peuvent entraîner une escalade émotionnelle et des malentendus. En comprenant les différents types de transactions et en développant des compétences pour les gérer de manière appropriée, les individus peuvent améliorer leur communication et leurs relations interpersonnelles.

3.5 Transactions paradoxales

Les transactions paradoxales sont des échanges qui contiennent un élément de contradiction ou d'incongruence apparente entre les états du Moi. Elles se produisent lorsque les messages verbaux et non verbaux semblent se contredire, ce qui crée souvent de la confusion ou de la frustration chez les participants. Par exemple, une personne peut exprimer un besoin de soutien à partir de son Enfant, mais adopter simultanément une attitude critique à partir de son Parent, créant ainsi une transaction paradoxale qui peut sembler incohérente ou déroutante pour l'autre personne.

Exemple de cas clinique : Marie, une cliente en thérapie, exprime le désir de changer ses comportements autodestructeurs à partir de son Adulte, mais adopte une attitude défensive à partir de son Enfant lorsque son thérapeute lui propose

des suggestions de changement.
Cette transaction paradoxale crée
une tension dans la relation
thérapeutique et entrave le processus
de croissance personnelle de Marie.

3.6 Transactions métacommunicatives

Les transactions métacommunicatives sont des échanges qui portent sur la manière dont les interactions sont perçues et interprétées. Elles se produisent lorsque les individus communiquent ouvertement sur le processus de communication lui-même, plutôt que sur le contenu spécifique de la conversation. Par exemple, une personne peut exprimer son malaise à propos d'une interaction à partir de son Adulte, et l'autre personne peut répondre en validant ses sentiments à partir de son Parent, créant ainsi une transaction métacommunicative qui favorise la compréhension mutuelle et la résolution de problèmes.

Exemple de cas clinique : Paul et Laura, un couple en thérapie, discutent de leurs conflits de communication. Paul exprime son besoin de se sentir écouté et respecté à partir de son Adulte, et Laura répond en validant ses sentiments à partir de son Parent. Cette transaction métacommunicative permet à Paul et Laura d'explorer ouvertement leurs préoccupations et de trouver des solutions collaboratives à leurs problèmes de communication.

En conclusion, les transactions paradoxales peuvent créer de la confusion ou de la frustration, tandis que les transactions métacommunicatives favorisent la compréhension mutuelle et la résolution de problèmes. En comprenant les différents types de transactions et en développant des compétences pour les gérer de manière appropriée, les individus peuvent améliorer leur communication et leurs relations interpersonnelles.

3.7 Transactions récursives

Les transactions récursives sont des échanges qui se répètent de manière cyclique ou récurrente, souvent sans résolution apparente. Elles se produisent lorsque les schémas de communication entre les individus deviennent prévisibles et répétitifs, créant ainsi des cycles de comportement qui peuvent être difficiles à interrompre. Par exemple, dans une relation parent-enfant, un parent peut adopter un rôle de critique et l'enfant peut réagir en se retirant ou en se rebellant, ce qui renforce ensuite le comportement critique du parent, créant ainsi un cycle de transaction récursive.

Exemple de cas clinique : Claire, une cliente en thérapie, décrit une dynamique récurrente de critique et de retrait dans sa relation avec son partenaire. Chaque fois qu'elle exprime un besoin ou une préoccupation à partir de son Adulte, son partenaire répond avec des reproches à partir de son Parent, ce qui la pousse à se retirer émotionnellement. Ce schéma de transaction récursive crée un cycle de conflit et d'isolement qui nuit à leur relation.

3.8 Transactions transcendantales

Les transactions transcendantales sont des échanges qui transcendent les limites habituelles des états du Moi, permettant ainsi une communication profonde et significative. Elles se produisent lorsque les individus accèdent à un niveau de conscience supérieur, au-delà des rôles et des scripts habituels, ce qui favorise une connexion authentique et une compréhension mutuelle. Par exemple, dans un moment de vulnérabilité partagée, deux personnes peuvent entrer dans un état de présence empathique où elles se comprennent intuitivement sans avoir besoin de mots.

Exemple de cas clinique : Tom et Kate, un couple en thérapie, explorent leur histoire relationnelle lors d'une séance de thérapie de couple. En partageant des moments de vulnérabilité et en écoutant activement les expériences de l'autre, ils entrent dans une transaction transcendentale où ils se sentent pleinement compris et soutenus. Ce moment de connexion profonde renforce leur lien émotionnel et leur engagement mutuel à travailler ensemble pour surmonter leurs défis relationnels.

En conclusion, les transactions récursives peuvent créer des cycles de comportement difficiles à interrompre, tandis que les transactions transcendantales permettent une connexion authentique et significative. En comprenant les différents types de transactions et en développant des compétences pour les gérer de manière appropriée, les individus peuvent améliorer leur communication et leurs relations interpersonnelles.

3.9 Transactions stéréotypées

Les transactions stéréotypées sont des échanges qui suivent des schémas prévisibles et rigides, souvent basés sur des rôles sociaux ou des attentes culturelles. Elles se produisent lorsque les individus se conforment à des scripts sociaux ou à des normes de comportement sans tenir compte de leur authenticité personnelle. Par exemple, dans une interaction professionnelle, un manager peut adopter un rôle autoritaire à partir de son Parent, tandis que son subordonné répond avec soumission à partir de son Enfant, créant ainsi une transaction stéréotypée qui reflète les attentes traditionnelles de la hiérarchie professionnelle.

Exemple de cas clinique : Sophie, une employée, se sent mal à l'aise de parler à son superviseur au sujet d'un problème au travail. Son superviseur, adoptant un rôle de Parent critique, réprimande Sophie pour son erreur, tandis que Sophie répond avec soumission à partir de son Enfant, se sentant incapable de s'affirmer. Cette transaction stéréotypée renforce les schémas de pouvoir et de contrôle dans la relation professionnelle, créant un environnement de travail toxique.

3.10 Transactions créatives

Les transactions créatives sont des échanges qui défient les conventions et les attentes habituelles, permettant ainsi une exploration et une expression authentique de soi. Elles se produisent lorsque les individus utilisent leur créativité et leur imagination pour interagir de manière innovante et originale. Par exemple, dans une conversation entre amis, un individu peut introduire un élément de jeu ou de fantaisie pour explorer des idées ou des émotions complexes de manière ludique et non conventionnelle.

Exemple de cas clinique : David, un client en thérapie, explore ses sentiments de tristesse et de frustration à propos de sa carrière stagnante. Plutôt que de se limiter à une discussion traditionnelle, son thérapeute utilise des techniques de jeu de rôle et de créativité pour encourager David à explorer ses options et à envisager de nouvelles perspectives. Cette transaction créative permet à David d'accéder à un niveau de réflexion plus profond et de trouver des solutions innovantes à ses défis professionnels.

En conclusion, les transactions stéréotypées peuvent renforcer les normes sociales rigides et les attentes conventionnelles, tandis que les transactions créatives permettent une exploration authentique et originale de soi. En comprenant les différents types de transactions et en développant des compétences pour les gérer de manière appropriée, les individus peuvent améliorer leur communication et leurs relations interpersonnelles.

3.11 Transactions évitantes

Les transactions évitantes se produisent lorsque les individus évitent ou contournent les interactions directes avec les autres, souvent par peur du conflit ou de l'intimité émotionnelle. Elles peuvent prendre la forme de retraits passifs-agressifs, de silence prolongé ou de communication non verbale détournée. Par exemple, dans une relation de couple, un partenaire peut éviter les conversations difficiles en se retirant émotionnellement ou en se plongeant dans des activités distractives, ce qui crée un sentiment de distance et de frustration chez l'autre.

Exemple de cas clinique : Sophie et Marc, un couple en thérapie, ont du mal à communiquer ouvertement sur leurs besoins et leurs préoccupations. Chaque fois que Sophie tente d'aborder un sujet délicat, Marc évite la conversation en se repliant sur lui-même ou en changeant de sujet. Cette transaction évitante crée un climat de tension et d'incompréhension dans leur relation, entravant leur capacité à résoudre leurs conflits et à se connecter émotionnellement.

3.12 Transactions assertives

Les transactions assertives se produisent lorsque les individus communiquent de manière directe, claire et respectueuse de leurs besoins et de leurs limites. Elles impliquent une expression honnête et authentique de soi, tout en respectant également les droits et les perspectives des autres. Par exemple, dans une négociation professionnelle, un individu peut exprimer ses attentes et ses exigences de manière ferme mais respectueuse, ce qui favorise une résolution constructive des conflits et une collaboration efficace.

Exemple de cas clinique : David, un client en thérapie, apprend à exprimer ses besoins et ses opinions de manière assertive dans ses relations interpersonnelles. Il utilise des techniques de communication claire et non défensive pour exprimer ses limites et résoudre les conflits avec ses collègues et ses amis. Cette approche assertive lui permet de se sentir plus confiant et compétent dans ses interactions, renforçant ainsi sa satisfaction personnelle et ses relations interpersonnelles.

En conclusion, les transactions évitantes peuvent entraver la communication ouverte et la connexion émotionnelle, tandis que les transactions assertives favorisent la résolution constructive des conflits et la collaboration efficace. En comprenant les différents types de transactions et en développant des compétences pour les gérer de manière appropriée, les individus peuvent améliorer leur communication et leurs relations interpersonnelles.

3.13 Transactions manipulatives

Les transactions manipulatives se produisent lorsque les individus utilisent des stratégies de manipulation pour influencer ou contrôler les autres à leur avantage. Elles impliquent souvent des tactiques subtiles de persuasion ou de coercition, telles que la flatterie excessive, la culpabilisation ou la victimisation. Par exemple, dans une relation amicale, un individu peut utiliser des compliments exagérés pour obtenir des faveurs ou des avantages de la part de l'autre personne, créant ainsi une dynamique de manipulation et de dépendance.

Exemple de cas clinique : Marie, une cliente en thérapie, décrit une relation toxique avec un ami qui utilise des tactiques de manipulation pour contrôler ses actions et ses émotions. Chaque fois que Marie exprime des désaccords ou des limites, son ami utilise la culpabilisation et la manipulation émotionnelle pour la faire céder à ses demandes. Cette transaction manipulative crée un climat de tension et de méfiance dans leur amitié, nuisant à la santé émotionnelle de Marie.

3.14 Transactions authentiques

Les transactions authentiques se produisent lorsque les individus communiquent de manière sincère, transparente et respectueuse de leurs propres sentiments et besoins, ainsi que de ceux des autres. Elles impliquent une expression honnête et ouverte de soi, basée sur l'authenticité et l'intégrité. Par exemple, dans une relation amoureuse, un individu peut exprimer ses préoccupations et ses sentiments de manière ouverte et respectueuse, encourageant ainsi une communication authentique et une connexion émotionnelle profonde.

Exemple de cas clinique : Tom et Laura, un couple en thérapie, apprennent à communiquer de manière authentique et ouverte dans leur relation. Ils utilisent des techniques de communication non violente pour exprimer leurs besoins et leurs émotions de manière respectueuse, ce qui favorise une compréhension mutuelle et une résolution constructive des conflits. Cette approche authentique renforce leur lien émotionnel et leur engagement mutuel à construire une relation saine et épanouissante.

En conclusion, les transactions manipulatives peuvent créer des dynamiques toxiques et destructrices dans les relations interpersonnelles, tandis que les transactions authentiques favorisent une communication ouverte et respectueuse qui renforce les liens émotionnels et la confiance mutuelle. En comprenant les différents types de transactions et en développant des compétences pour les gérer de manière appropriée, les individus peuvent améliorer leur communication et leurs relations interpersonnelles.

3.15 Transactions symbiotiques

Les transactions symbiotiques se produisent lorsque les individus interagissent de manière fusionnelle et dépendante, en perdant leur individualité au profit de la relation. Elles impliquent souvent des schémas de comportement où les limites personnelles sont floues et où les individus ont du mal à maintenir une identité distincte. Par exemple, dans une relation amoureuse, un couple peut passer tout leur temps ensemble, se concentrant exclusivement sur les besoins de l'autre et négligeant leurs propres besoins et intérêts, créant ainsi une dynamique de fusion et de dépendance excessive.

Exemple de cas clinique : Jeanne et Pierre, un couple en thérapie, expriment des difficultés à maintenir des limites saines dans leur relation. Ils ont tendance à fusionner émotionnellement, passant la plupart de leur temps ensemble et évitant toute activité indépendante. Cette transaction symbiotique crée un sentiment d'étouffement et de perte d'identité individuelle chez les deux partenaires, nuisant à leur autonomie et à leur épanouissement personnel.

3.16 Transactions autonomes

Les transactions autonomes se produisent lorsque les individus interagissent de manière indépendante et autonome, en maintenant des limites claires et en respectant l'individualité de chacun. Elles impliquent des schémas de comportement où les individus sont capables de s'engager dans des interactions saines tout en préservant leur propre intégrité et leur propre identité. Par exemple, dans une relation amicale, deux amis peuvent maintenir des activités individuelles tout en partageant des moments de qualité ensemble, permettant ainsi à chacun de s'épanouir de manière autonome.

Exemple de cas clinique : Alice et Martin, deux amis proches, maintiennent des limites claires et des activités individuelles dans leur relation. Bien qu'ils passent du temps ensemble régulièrement, ils respectent également leurs propres intérêts et besoins, ce qui leur permet de maintenir une relation équilibrée et enrichissante. Cette transaction autonome favorise le développement individuel de chacun tout en renforçant leur lien d'amitié.

En conclusion, les transactions symbiotiques peuvent entraîner une perte d'identité individuelle et une dépendance excessive dans les relations interpersonnelles, tandis que les transactions autonomes favorisent une interaction saine et équilibrée, basée sur le respect mutuel et l'autonomie personnelle. En comprenant les différents types de transactions et en développant des compétences pour les gérer de manière appropriée, les individus peuvent améliorer leur communication et leurs relations interpersonnelles.

3.17 Transactions conflictuelles

Les transactions conflictuelles se produisent lorsque les individus interagissent de manière agressive ou hostile, entraînant des conflits ouverts ou des confrontations. Elles impliquent souvent des schémas de communication où les besoins et les intérêts des individus entrent en conflit, ce qui peut entraîner des tensions et des ruptures dans les relations. Par exemple, dans une dispute entre collègues, deux personnes peuvent échanger des insultes et des accusations, créant ainsi une dynamique de conflit qui nuit à la collaboration et à la productivité.

Exemple de cas clinique : Anne et Marie, deux amies de longue date, se retrouvent en désaccord sur une question importante. Au lieu de chercher une solution constructive, elles s'engagent dans une transaction conflictuelle où elles échangent des critiques et des reproches mutuels. Cette dynamique de conflit crée un climat de tension et de ressentiment dans leur amitié, compromettant leur capacité à résoudre leurs différends de manière pacifique.

3.18 Transactions coopératives

Les transactions coopératives se produisent lorsque les individus interagissent de manière collaborative et constructive, en travaillant ensemble pour atteindre des objectifs communs. Elles impliquent des schémas de comportement où les individus font preuve d'empathie, de respect et de compréhension mutuelle, ce qui favorise une communication ouverte et une résolution efficace des problèmes. Par exemple, dans un projet d'équipe au travail, les membres coopèrent pour partager des idées, résoudre des problèmes et atteindre des objectifs communs, créant ainsi une dynamique de collaboration qui renforce l'efficacité et la cohésion de l'équipe.

Exemple de cas clinique : Julien et Sophie, un couple en thérapie, apprennent à communiquer de manière coopérative dans leur relation. Ils utilisent des techniques de résolution de problèmes et de négociation pour surmonter leurs différends et trouver des solutions mutuellement satisfaisantes. Cette approche coopérative renforce leur lien émotionnel et leur engagement mutuel à travailler ensemble pour construire une relation saine et épanouissante.

En conclusion, les transactions conflictuelles peuvent entraîner des tensions et des ruptures dans les relations interpersonnelles, tandis que les transactions coopératives favorisent une interaction constructive et une résolution efficace des problèmes. En comprenant les différents types de transactions et en développant des compétences pour les gérer de manière appropriée, les individus peuvent améliorer leur communication et leurs relations interpersonnelles.

3.19 Transactions défensives

Les transactions défensives se produisent lorsque les individus réagissent de manière protectrice ou fermée aux interactions avec les autres, souvent en raison de craintes ou d'insécurités personnelles. Elles impliquent des schémas de comportement où les individus se replient sur eux-mêmes, évitent la vulnérabilité et adoptent une posture de défense. Par exemple, dans une discussion conflictuelle, une personne peut répondre avec des excuses ou des justifications plutôt que d'accepter la responsabilité de ses actions, créant ainsi une dynamique de transaction défensive qui entrave la communication ouverte et la résolution des problèmes.

Exemple de cas clinique : Paul, un client en thérapie, a du mal à accepter les critiques et les feedbacks constructifs de son entourage. Chaque fois qu'il est confronté à un commentaire négatif, il adopte une attitude défensive, minimisant ses erreurs ou rejetant la responsabilité sur les autres. Cette transaction défensive crée des obstacles à sa croissance personnelle et à son développement relationnel, en l'empêchant d'apprendre de ses erreurs et d'établir des relations authentiques.

3.20 Transactions ouvertes

Les transactions ouvertes se produisent lorsque les individus interagissent de manière transparente, honnête et authentique, en partageant leurs pensées, leurs émotions et leurs besoins de manière ouverte et respectueuse. Elles impliquent des schémas de comportement où les individus se montrent vulnérables et réceptifs aux autres, favorisant ainsi une communication sincère et une connexion émotionnelle profonde. Par exemple, dans une conversation entre amis, chacun exprime librement ses opinions et ses sentiments, créant ainsi un espace sûr pour une interaction ouverte et authentique.

Exemple de cas clinique : Emma et Thomas, un couple en thérapie, apprennent à communiquer de manière ouverte et authentique dans leur relation. Ils pratiquent l'écoute active et l'expression sincère de leurs besoins et de leurs émotions, ce qui leur permet de surmonter les obstacles à la communication et de renforcer leur lien émotionnel. Cette approche ouverte favorise la confiance mutuelle et la compréhension profonde, renforçant ainsi leur relation amoureuse.

En conclusion, les transactions défensives peuvent entraver la communication ouverte et la connexion émotionnelle, tandis que les transactions ouvertes favorisent une interaction authentique et respectueuse. En comprenant les différents types de transactions et en développant des compétences pour les gérer de manière appropriée, les individus peuvent améliorer leur communication et leurs relations interpersonnelles.

3.19 Transactions défensives

Les transactions défensives se produisent lorsque les individus réagissent de manière protectrice ou fermée aux interactions avec les autres, souvent en raison de craintes ou d'insécurités personnelles. Elles impliquent des schémas de comportement où les individus se replient sur eux-mêmes, évitent la vulnérabilité et adoptent une posture de défense. Par exemple, dans une discussion conflictuelle, une personne peut répondre avec des excuses ou des justifications plutôt que d'accepter la responsabilité de ses actions, créant ainsi une dynamique de transaction défensive qui entrave la communication ouverte et la résolution des problèmes.

Exemple de cas clinique : Paul, un client en thérapie, a du mal à accepter les critiques et les feedbacks constructifs de son entourage. Chaque fois qu'il est confronté à un commentaire négatif, il adopte une attitude défensive, minimisant ses erreurs ou rejetant la responsabilité sur les autres. Cette transaction défensive crée des obstacles à sa croissance personnelle et à son développement relationnel, en l'empêchant d'apprendre de ses erreurs et d'établir des relations authentiques.

3.20 Transactions ouvertes

Les transactions ouvertes se produisent lorsque les individus interagissent de manière transparente, honnête et authentique, en partageant leurs pensées, leurs émotions et leurs besoins de manière ouverte et respectueuse. Elles impliquent des schémas de comportement où les individus se montrent vulnérables et réceptifs aux autres, favorisant ainsi une communication sincère et une connexion émotionnelle profonde. Par exemple, dans une conversation entre amis, chacun exprime librement ses opinions et ses sentiments, créant ainsi un espace sûr pour une interaction ouverte et authentique.

Exemple de cas clinique : Emma et Thomas, un couple en thérapie, apprennent à communiquer de manière ouverte et authentique dans leur relation. Ils pratiquent l'écoute active et l'expression sincère de leurs besoins et de leurs émotions, ce qui leur permet de surmonter les obstacles à la communication et de renforcer leur lien émotionnel. Cette approche ouverte favorise la confiance mutuelle et la compréhension profonde, renforçant ainsi leur relation amoureuse.

En conclusion, les transactions défensives peuvent entraver la communication ouverte et la connexion émotionnelle, tandis que les transactions ouvertes favorisent une interaction authentique et respectueuse. En comprenant les différents types de transactions et en développant des compétences pour les gérer de manière appropriée, les individus peuvent améliorer leur communication et leurs relations interpersonnelles.

3.21 Transactions empathiques

Les transactions empathiques se produisent lorsque les individus interagissent avec compassion et compréhension envers les émotions et les expériences de l'autre. Elles impliquent des schémas de comportement où les individus écoutent activement, reconnaissent et valident les sentiments de l'autre, créant ainsi un espace de soutien et de connexion émotionnelle. Par exemple, dans une conversation entre amis, un individu peut exprimer sa tristesse et son chagrin, et l'autre répond avec empathie et compréhension, offrant ainsi un soutien émotionnel et une validation de son expérience.

Exemple de cas clinique : Sophie, une cliente en thérapie, partage ses difficultés familiales avec son thérapeute. En écoutant attentivement et en validant ses émotions, le thérapeute crée un environnement empathique qui permet à Sophie de se sentir entendue et soutenue dans ses défis. Cette transaction empathique renforce la relation thérapeutique et favorise la guérison émotionnelle de Sophie.

3.22 Transactions désintéressées

Les transactions désintéressées se produisent lorsque les individus interagissent de manière altruiste et généreuse, en mettant les besoins et les intérêts de l'autre avant les leurs. Elles impliquent des schémas de comportement où les individus offrent leur aide, leur soutien ou leurs ressources sans attendre de contrepartie, ce qui crée un sentiment de gratitude et de connexion dans la relation. Par exemple, dans une amitié, un ami peut offrir un soutien inconditionnel à l'autre en période de difficulté, démontrant ainsi son engagement et son affection.

Exemple de cas clinique : Max, un client en thérapie, exprime sa gratitude envers un ami qui lui a offert un soutien désintéressé pendant une période difficile de sa vie. En recevant ce soutien, Max se sent aimé et soutenu, renforçant ainsi son estime de soi et sa capacité à faire face à ses défis. Cette transaction désintéressée crée un lien émotionnel fort entre Max et son ami, basé sur la confiance et l'authenticité.

En conclusion, les transactions empathiques favorisent la connexion émotionnelle et le soutien mutuel, tandis que les transactions désintéressées renforcent les liens d'affection et de confiance dans les relations interpersonnelles. En comprenant les différents types de transactions et en développant des compétences pour les gérer de manière appropriée, les individus peuvent améliorer leur communication et leurs relations interpersonnelles.

3.23 Transactions réciproques

Les transactions réciproques se produisent lorsque les individus interagissent de manière équilibrée et équitable, en échangeant des rôles et des responsabilités de manière mutuelle. Elles impliquent des schémas de comportement où les individus contribuent de manière égale à la relation, en partageant les tâches, les décisions et les efforts de manière collaborative. Par exemple, dans une amitié, les amis s'entraident et se soutiennent mutuellement, en contribuant chacun à leur manière à la relation.

Exemple de cas clinique : Lucie et Marie, deux amies proches, entretiennent une relation réciproque où elles partagent les joies et les peines de la vie. Lorsque l'une traverse une période difficile, l'autre est là pour lui offrir un soutien inconditionnel, et vice versa. Cette transaction réciproque renforce leur

lien d'amitié et leur donne un
sentiment de sécurité et de soutien
mutuel.

lien d'amitié et leur donne un
sentiment de sécurité et de soutien
mutuel.

3.24 Transactions destructives

Les transactions destructives se produisent lorsque les individus interagissent de manière toxique ou dommageable, en blessant ou en nuisant à l'autre. Elles impliquent des schémas de comportement où les individus adoptent des attitudes négatives, agressives ou manipulatrices, entraînant des dommages émotionnels ou relationnels. Par exemple, dans une relation amoureuse, un partenaire peut exercer un contrôle excessif ou abusif sur l'autre, créant ainsi un environnement toxique et destructeur.

Exemple de cas clinique : Pierre, un client en thérapie, décrit une relation destructrice avec son partenaire qui l'affecte émotionnellement et psychologiquement. Son partenaire utilise des tactiques de manipulation et d'intimidation pour contrôler ses actions et ses décisions, créant ainsi un climat de peur et de désespoir.

Cette transaction destructive compromet le bien-être de Pierre et nuit à sa santé mentale et émotionnelle.

En conclusion, les transactions réciproques favorisent une relation équilibrée et saine, tandis que les transactions destructives entraînent des dommages émotionnels et relationnels. En comprenant les différents types de transactions et en développant des compétences pour les gérer de manière appropriée, les individus peuvent améliorer leur communication et leurs relations interpersonnelles.

3.25 Transactions interculturelles

Les transactions interculturelles se produisent lorsque les individus interagissent avec des personnes de cultures différentes, nécessitant une compréhension et une adaptation aux normes, aux valeurs et aux pratiques culturelles spécifiques. Elles impliquent des schémas de comportement où les individus font preuve d'ouverture d'esprit, de tolérance et de respect envers les différences culturelles, favorisant ainsi une communication interculturelle efficace. Par exemple, dans un environnement de travail multiculturel, les collègues doivent être sensibles aux différences culturelles et adapter leur communication et leur comportement en conséquence pour favoriser une collaboration harmonieuse.

Exemple de cas clinique : Sarah, une thérapeute travaillant avec des clients issus de diverses cultures, doit être consciente des différences culturelles dans sa pratique thérapeutique. Elle adapte son approche en fonction des besoins culturels de ses clients, en tenant compte de leurs croyances, de leurs valeurs et de leurs pratiques culturelles. Cette approche interculturelle favorise une relation thérapeutique positive et une compréhension mutuelle entre Sarah et ses clients.

3.26 Transactions virtuelles

Les transactions virtuelles se produisent lorsque les individus interagissent à travers des plateformes en ligne ou des médias sociaux, utilisant des outils numériques pour communiquer et échanger des informations. Elles impliquent des schémas de comportement où les individus utilisent des moyens électroniques tels que les e-mails, les messages texte ou les appels vidéo pour maintenir des relations à distance et partager des expériences. Par exemple, dans une relation amicale, les amis peuvent rester en contact via les réseaux sociaux en partageant des photos, des vidéos ou des messages, créant ainsi un lien malgré la distance géographique.

Exemple de cas clinique : Lucas, un thérapeute proposant des séances en ligne, travaille avec des clients du monde entier via des plateformes de vidéoconférence. Il utilise des outils numériques pour maintenir une connexion émotionnelle et offrir un soutien thérapeutique à ses clients, même à distance. Cette approche virtuelle permet à Lucas d'étendre sa pratique thérapeutique et d'atteindre un public diversifié, tout en offrant une flexibilité et une accessibilité accrues à ses services.

En conclusion, les transactions interculturelles nécessitent une sensibilité et une adaptation aux différences culturelles, tandis que les transactions virtuelles exigent une maîtrise des outils numériques et une capacité à maintenir des relations à distance. En comprenant les différents types de transactions et en développant des compétences pour les gérer de manière appropriée, les individus peuvent améliorer leur communication et leurs relations interpersonnelles dans un monde de plus en plus diversifié et connecté.

3.27 Transactions thérapeutiques

Les transactions thérapeutiques se produisent dans le cadre d'une relation thérapeutique entre un thérapeute et un client, où les interactions sont guidées par des objectifs de guérison et de croissance personnelle. Elles impliquent des schémas de comportement où le thérapeute offre un soutien empathique, une écoute active et des interventions thérapeutiques pour aider le client à explorer ses émotions, ses pensées et ses comportements, favorisant ainsi la résolution des problèmes et le développement personnel. Par exemple, dans une séance de thérapie, le thérapeute utilise des techniques telles que la reformulation, l'exploration des émotions et la résolution de problèmes pour aider le client à surmonter ses défis et à atteindre ses objectifs thérapeutiques.

Exemple de cas clinique : Marie, une cliente en thérapie, travaille avec un thérapeute pour surmonter ses problèmes d'anxiété et de dépression. Le thérapeute utilise des transactions thérapeutiques pour aider Marie à explorer les causes sous-jacentes de ses difficultés et à développer des stratégies pour les surmonter. Grâce à cette relation thérapeutique, Marie acquiert un meilleur sentiment de bien-être émotionnel et une meilleure compréhension de soi.

3.28 Transactions éducatives

Les transactions éducatives se produisent dans un contexte d'apprentissage, où un enseignant ou un formateur guide l'apprentissage et le développement des apprenants. Elles impliquent des schémas de comportement où l'enseignant fournit des instructions, des explications et des rétroactions pour aider les apprenants à acquérir de nouvelles connaissances et compétences. Par exemple, dans une salle de classe, un enseignant utilise des transactions éducatives pour présenter du nouveau contenu, poser des questions stimulantes et fournir des commentaires constructifs aux élèves, favorisant ainsi leur apprentissage et leur développement académique.

Exemple de cas éducatif : Thomas, un élève en difficulté en mathématiques, travaille avec un tuteur pour améliorer ses compétences en calcul.

Le tuteur utilise des transactions éducatives pour expliquer les concepts mathématiques de manière claire et concise, poser des questions pour vérifier la compréhension de Thomas et lui fournir un soutien personnalisé pour surmonter ses difficultés. Grâce à cette approche éducative, Thomas progresse dans sa maîtrise des mathématiques et gagne en confiance dans ses capacités académiques.

En conclusion, les transactions thérapeutiques visent la guérison et le développement personnel, tandis que les transactions éducatives favorisent l'apprentissage et le développement académique. En comprenant les différents types de transactions et en les utilisant de manière appropriée, les thérapeutes, les éducateurs et les professionnels peuvent améliorer leur pratique et leur impact sur les individus qu'ils accompagnent.

3.29 Transactions professionnelles

Les transactions professionnelles se produisent dans un contexte de travail, où les individus interagissent dans le cadre de leurs responsabilités professionnelles et de leurs objectifs organisationnels. Elles impliquent des schémas de comportement où les individus communiquent de manière formelle et structurée, en mettant l'accent sur la réalisation des tâches et des objectifs professionnels. Par exemple, dans une réunion d'équipe, les collègues utilisent des transactions professionnelles pour discuter des projets, prendre des décisions et résoudre les problèmes liés au travail, favorisant ainsi la collaboration et la productivité.

Exemple de cas professionnel : Laura, une gestionnaire de projet, organise une réunion d'équipe pour discuter de l'avancement d'un projet important. Elle utilise des transactions professionnelles pour attribuer des tâches, fixer des échéances et résoudre les obstacles rencontrés par l'équipe, favorisant ainsi la coordination et la réussite du projet. Grâce à cette approche professionnelle, l'équipe reste alignée sur les objectifs et les résultats attendus.

3.30 Transactions commerciales

Les transactions commerciales se produisent dans le cadre d'échanges économiques, où les individus interagissent pour acheter, vendre ou échanger des biens et des services. Elles impliquent des schémas de comportement où les individus négocient des prix, établissent des contrats et concluent des transactions financières pour satisfaire leurs besoins ou leurs intérêts commerciaux. Par exemple, dans une transaction d'achat en ligne, un consommateur utilise des transactions commerciales pour sélectionner un produit, effectuer un paiement et recevoir une livraison, créant ainsi une relation économique avec le vendeur.

Exemple de cas commercial : Jean, un entrepreneur, négocie un contrat avec un fournisseur pour l'approvisionnement en matières premières pour son entreprise. Il utilise des transactions commerciales pour discuter des conditions de prix, de qualité et de livraison, en s'assurant de conclure un accord mutuellement avantageux pour les deux parties. Grâce à cette transaction commerciale réussie, Jean garantit un approvisionnement stable et fiable pour son entreprise.

En conclusion, les transactions professionnelles sont axées sur les objectifs et les responsabilités au travail, tandis que les transactions commerciales concernent les échanges économiques et les relations commerciales. En comprenant les différents types de transactions et en les gérant de manière appropriée, les individus peuvent améliorer leur efficacité et leur succès dans leur vie professionnelle et commerciale.

3.31 Transactions familiales

Les transactions familiales se produisent au sein d'une famille, où les membres interagissent dans le cadre de relations familiales et de dynamiques familiales. Elles impliquent des schémas de comportement où les membres de la famille communiquent, coopèrent et se soutiennent mutuellement pour répondre aux besoins et aux défis de la vie quotidienne. Par exemple, dans une famille, les parents utilisent des transactions familiales pour établir des routines, prendre des décisions éducatives et résoudre les conflits entre les membres de la famille, favorisant ainsi la cohésion familiale et le bien-être de chacun.

Exemple de cas familial : Marie, une mère de famille, organise une réunion familiale pour discuter des vacances d'été. Elle utilise des transactions familiales pour impliquer chaque membre de la famille dans le processus de planification, en tenant compte des préférences et des besoins de chacun. Grâce à cette approche familiale, la famille collabore pour prendre des décisions concertées et garantir des vacances agréables pour tous.

3.32 Transactions amoureuses

Les transactions amoureuses se produisent dans le contexte des relations amoureuses, où les partenaires interagissent dans le cadre de leur engagement affectif et romantique. Elles impliquent des schémas de comportement où les partenaires expriment leur amour, leur affection et leur soutien mutuels, en cultivant une connexion émotionnelle et une intimité profonde. Par exemple, dans une relation amoureuse, les partenaires utilisent des transactions amoureuses pour exprimer leurs sentiments, résoudre les conflits et soutenir le bien-être émotionnel de l'autre, renforçant ainsi leur lien amoureux et leur engagement à long terme.

Exemple de cas amoureux : Pierre et Sophie, un couple engagé, pratiquent des transactions amoureuses pour nourrir leur relation. Ils se montrent mutuellement leur amour et leur affection à travers des gestes attentionnés, des mots doux et des moments de qualité passés ensemble. Grâce à cette connexion amoureuse, Pierre et Sophie renforcent leur lien émotionnel et construisent une relation solide et épanouissante.

En conclusion, les transactions familiales sont centrées sur les relations familiales et la dynamique familiale, tandis que les transactions amoureuses concernent les interactions affectives et romantiques entre partenaires. En comprenant les différents types de transactions et en les cultivant de manière appropriée, les individus peuvent renforcer leurs relations familiales et amoureuses, favorisant ainsi le bonheur et le bien-être dans leur vie personnelle.

3.33 Transactions sociales

Les transactions sociales se produisent dans le cadre des interactions sociales quotidiennes, où les individus interagissent avec des membres de leur communauté ou de leur réseau social. Elles impliquent des schémas de comportement où les individus échangent des salutations, des conversations et des activités sociales pour maintenir des liens sociaux et construire des relations amicales. Par exemple, lors d'une rencontre entre voisins, les individus utilisent des transactions sociales pour échanger des nouvelles, partager des expériences et renforcer les liens communautaires, favorisant ainsi un sentiment d'appartenance et de soutien mutuel.

Exemple de cas social : Julie, une habitante d'un quartier, participe à une fête de quartier pour rencontrer ses voisins. Elle utilise des transactions sociales pour engager des conversations, faire connaissance avec de nouvelles personnes et tisser des liens amicaux dans sa communauté. Grâce à cette interaction sociale, Julie se sent intégrée et soutenue dans son environnement local.

3.34 Transactions interpersonnelles

Les transactions interpersonnelles se produisent dans les interactions individuelles entre deux personnes, où les individus interagissent de manière directe et personnelle. Elles impliquent des schémas de comportement où les individus échangent des idées, des émotions et des expériences dans le cadre de relations interpersonnelles. Par exemple, lors d'une conversation entre amis, les individus utilisent des transactions interpersonnelles pour partager leurs pensées, leurs sentiments et leurs expériences de manière ouverte et authentique, renforçant ainsi leur lien d'amitié et leur connexion émotionnelle.

Exemple de cas interpersonnel : Marc et Lucie, deux amis proches, se retrouvent pour discuter de leurs projets d'avenir. Ils utilisent des transactions interpersonnelles pour partager leurs aspirations, leurs préoccupations et leurs rêves, en offrant un soutien mutuel et des conseils constructifs. Grâce à cette interaction interpersonnelle, Marc et Lucie renforcent leur amitié et se sentent soutenus dans leurs objectifs personnels.

En conclusion, les transactions sociales se concentrent sur les interactions dans les communautés et les réseaux sociaux, tandis que les transactions interpersonnelles concernent les échanges personnels entre individus. En comprenant les différents types de transactions et en les cultivant de manière appropriée, les individus peuvent renforcer leurs liens sociaux et interpersonnels, favorisant ainsi un sentiment de connexion et de soutien dans leur vie quotidienne.

Bonus

Voici 10 exemples d'exercices concrets pour développer les compétences dans différentes transactions :

1. Transactions empathiques :

- Pratiquer l'écoute active en écoutant attentivement un ami parler de ses préoccupations sans l'interrompre.

- Écrire une lettre de soutien et d'encouragement à un proche qui traverse une période difficile.

2. Transactions désintéressées :

- Volontariat dans un refuge pour sans-abri ou une organisation caritative locale.

- Offrir de l'aide à un voisin âgé en lui proposant de faire ses courses ou de l'aider dans ses tâches quotidiennes.

3. Transactions réciproques :

- Organiser une soirée de jeux où chacun propose un jeu et prend part à celui des autres.

- Travailler en binôme sur un projet au travail, en se répartissant équitablement les tâches et en collaborant étroitement.

4. Transactions destructives :

- Identifier et discuter des schémas de communication négatifs dans une relation et proposer des alternatives plus constructives.

- Pratiquer la gestion de la colère en utilisant des techniques de respiration et de relaxation lors de situations stressantes.

5. Transactions interculturelles :

- Participer à un échange culturel ou linguistique avec des personnes d'autres pays ou cultures.

- Explorer et discuter des coutumes et traditions d'une culture différente de la sienne lors d'un repas partagé.

6. Transactions virtuelles :

- Organiser une réunion en ligne avec des amis ou des collègues pour discuter de sujets importants ou simplement pour socialiser.

- Collaborer sur un projet à distance en utilisant des outils de communication et de partage de documents en ligne.

7. Transactions thérapeutiques :

- Pratiquer des exercices de pleine conscience et d'auto-réflexion pour mieux comprendre ses émotions et ses pensées.

- Explorer et exprimer ses sentiments à travers l'écriture ou le dessin dans un journal intime.

8. Transactions éducatives :

- Animer un atelier ou une séance de tutorat pour partager ses connaissances et compétences avec d'autres.

- Suivre des cours en ligne ou des formations professionnelles pour acquérir de nouvelles compétences et connaissances.

9. Transactions professionnelles :

- Participer à des simulations de réunions ou de négociations pour pratiquer la communication professionnelle et la résolution de problèmes.

- Élaborer un plan de développement professionnel avec des objectifs spécifiques et un calendrier pour les atteindre.

10. Transactions familiales :

- Organiser une réunion de famille pour discuter des valeurs familiales et des objectifs communs.

- Collaborer sur un projet familial, comme la planification de vacances ou la création d'un arbre généalogique, en impliquant tous les membres de la famille.

Voici une liste d'ateliers pour mettre en pratique les différents points abordés :

1. Atelier d'écoute active :

   - Exercices de communication non verbale pour améliorer la compréhension.

   - Jeux de rôle où les participants pratiquent l'écoute active en se mettant à la place de l'autre.

2. Atelier de gestion de conflits :

   - Simulations de situations conflictuelles suivies d'une discussion sur les différentes approches de résolution.

   - Exercices de communication assertive pour exprimer ses besoins tout en respectant ceux des autres.

3. Atelier de développement de l'empathie :

   - Exercices de mise en situation où les participants doivent se mettre dans la peau d'une autre personne et exprimer ce qu'ils ressentent.

   - Partage d'histoires personnelles pour encourager l'empathie et la compréhension mutuelle.

4. Atelier de communication interculturelle :

- Échanges sur les valeurs et les croyances propres à chaque culture.

- Jeux de rôle mettant en scène des situations interculturelles pour pratiquer la sensibilité culturelle et la communication efficace.

5. Atelier de développement personnel :

- Réflexion individuelle sur ses forces, faiblesses et objectifs personnels.

- Exercices d'écriture créative ou de dessin pour explorer ses émotions et ses pensées.

6. Atelier de résolution de problèmes :

- Cas pratiques où les participants doivent trouver des solutions à des problèmes complexes.

- Brainstorming en groupe pour générer des idées et explorer différentes approches de résolution.

7. Atelier de collaboration en équipe :

- Activités de construction d'équipe, telles que des jeux de coopération ou des défis de groupe.

- Projets de groupe où les participants doivent travailler ensemble pour atteindre un objectif commun.

8. Atelier de gestion du stress et des émotions :

   - Techniques de relaxation, telles que la respiration profonde et la méditation guidée.

   - Exercices de gestion émotionnelle, tels que l'identification et l'expression des émotions de manière saine.

9. Atelier de communication professionnelle :

   - Simulations de réunions ou de présentations pour pratiquer la communication efficace en milieu professionnel.

   - Études de cas sur des situations de communication au travail pour analyser les défis et les meilleures pratiques.

10. Atelier de développement familial :

   - Activités ludiques pour renforcer les liens familiaux, comme des jeux en famille ou des soirées cinéma à thème.

   - Discussions ouvertes sur les valeurs familiales, les traditions et les objectifs communs pour renforcer l'unité familiale.

Voici une méthode étape par étape pour mettre en application les différents points abordés :

1. Évaluation initiale :

   - Le thérapeute rencontre la personne pour discuter de ses besoins, objectifs et préoccupations.

   - Une évaluation approfondie est réalisée pour identifier les domaines spécifiques où la personne souhaite travailler, tels que la gestion du stress, les compétences en communication ou les relations interpersonnelles.

2. Planification des objectifs :

   - En collaboration avec la personne, le thérapeute établit des objectifs clairs et réalisables pour le travail à venir.

   - Les objectifs sont spécifiques, mesurables, atteignables, pertinents et limités dans le temps (SMART).

3. Choix des techniques et des exercices :

   - En fonction des besoins et des objectifs de la personne, le thérapeute sélectionne les techniques et les exercices appropriés à mettre en œuvre.

   - Les techniques peuvent inclure des exercices de pleine conscience, des jeux de rôle, des simulations, des discussions dirigées et des activités créatives.

4. Mise en pratique des compétences :

   - Le thérapeute guide la personne à travers les exercices sélectionnés, en fournissant un soutien et des encouragements tout au long du processus.

   - La personne met en pratique les compétences apprises dans des contextes réels, tels que sa vie quotidienne, son travail ou ses relations.

5. Réflexion et feedback :

   - À chaque séance, le thérapeute et la personne réfléchissent sur les progrès réalisés et discutent des défis rencontrés.

   - Le thérapeute fournit un feedback constructif pour renforcer les points forts et identifier les domaines à améliorer.

6. Ajustement du plan d'action :

   - En fonction des réflexions et du feedback, le thérapeute ajuste le plan d'action et les exercices proposés pour répondre aux besoins changeants de la personne.

   - De nouveaux objectifs peuvent être définis et de nouvelles techniques peuvent être introduites pour continuer à soutenir le développement personnel de la personne.

7. Consolidation des acquis :

   - Une fois que la personne a acquis les compétences nécessaires, le thérapeute travaille avec elle pour renforcer et maintenir ces acquis dans le temps.

   - Des stratégies d'auto-soin et des plans d'action à long terme sont élaborés pour soutenir la personne dans son cheminement continu vers le bien-être émotionnel et personnel.

8. Suivi et soutien continu :

   - Le thérapeute offre un suivi régulier pour s'assurer que les progrès sont maintenus et pour fournir un soutien supplémentaire si nécessaire.

   - La personne est encouragée à utiliser les compétences acquises de manière autonome et à continuer à travailler sur son développement personnel même après la fin des séances de thérapie.

Voici une liste étape par étape pour mettre en application l'analyse transactionnelle dans le contexte éducatif :

1. Formation du personnel enseignant :

   - Organiser des sessions de formation sur les concepts de base de l'analyse transactionnelle pour le personnel enseignant.

   - Fournir des ressources et des lectures pour approfondir la compréhension de l'analyse transactionnelle et de ses applications dans l'éducation.

2. Analyse des interactions :

   - Encourager le personnel enseignant à observer et à analyser les interactions entre eux, avec les élèves et avec les parents à la lumière des concepts de l'analyse transactionnelle.

   - Identifier les schémas de communication et les transactions qui favorisent ou entravent la dynamique de classe.

3. Utilisation des états du moi :

   - Sensibiliser le personnel enseignant aux différents états du moi (Parent, Adulte, Enfant) et à leur impact sur les interactions en classe.

- Encourager les enseignants à utiliser leur état d'Adulte pour favoriser une communication rationnelle et à reconnaître et gérer les états Parent et Enfant lorsqu'ils interagissent avec les élèves.

4. Communication assertive :

- Enseigner aux enseignants des techniques de communication assertive pour exprimer leurs besoins, leurs limites et leurs attentes de manière claire et respectueuse.

- Encourager les enseignants à utiliser des messages "Je" pour exprimer leurs sentiments et leurs pensées de manière constructive.

5. Reconnaissance des jeux psychologiques :

- Sensibiliser le personnel enseignant aux jeux psychologiques courants qui peuvent se produire en classe, tels que le Blame Game ou le "Pourquoi-moi?".

- Encourager les enseignants à reconnaître ces jeux et à les interrompre de manière efficace pour favoriser une communication plus authentique et constructive.

6. Gestion des conflits :

- Fournir aux enseignants des outils et des techniques pour gérer les conflits en classe de manière efficace, en utilisant les principes de l'analyse transactionnelle.

- Encourager les enseignants à résoudre les conflits de manière collaborative en identifiant les besoins et les intérêts de toutes les parties impliquées.

7. Promotion de l'autonomie :

- Encourager les enseignants à promouvoir l'autonomie et la responsabilité chez les élèves en utilisant des transactions Adulte-Adulte et en encourageant la prise de décision autonome.

- Offrir des opportunités aux élèves de développer leur état d'Adulte en les impliquant dans la résolution de problèmes et la prise de décision dans la classe.

8. Suivi et rétroaction :

- Évaluer régulièrement l'impact de l'application des concepts de l'analyse transactionnelle sur la dynamique de classe et le bien-être des élèves.

- Fournir des retours d'information aux enseignants sur leurs pratiques et leur communication, en mettant en évidence les points forts et les domaines à améliorer.

Voici une liste étape par étape pour mettre en application l'analyse transactionnelle dans le contexte professionnel et du management :

1. Formation du personnel :

   - Organiser des sessions de formation sur les concepts de base de l'analyse transactionnelle pour les managers et le personnel.

   - Fournir des ressources et des lectures pour approfondir la compréhension de l'analyse transactionnelle et de son application dans le contexte professionnel.

2. Auto-évaluation des managers :

   - Encourager les managers à se familiariser avec les différents états du moi (Parent, Adulte, Enfant) et à réfléchir à leur propre style de communication et de gestion.

   - Identifier les schémas de communication et de comportement prédominants et réfléchir à leur impact sur les relations interpersonnelles et la dynamique d'équipe.

3. Application dans la communication :

   - Utiliser les concepts de l'analyse transactionnelle pour améliorer la communication interne et externe au sein de l'organisation.

   - Encourager les managers à adopter un état d'Adulte lors des interactions avec leurs équipes et à reconnaître et gérer les dynamiques Parent-Enfant qui peuvent surgir.

4. Reconnaissance des jeux psychologiques :

   - Sensibiliser les managers aux jeux psychologiques courants qui peuvent se produire dans un contexte professionnel, tels que le "Pourquoi-moi?" ou le "Je suis OK, tu es KO".

   - Encourager les managers à reconnaître ces jeux et à les interrompre de manière constructive pour favoriser des relations de travail plus authentiques et efficaces.

5. Gestion des conflits :

   - Fournir aux managers des outils et des techniques pour gérer les conflits au sein de leurs équipes en utilisant les principes de l'analyse transactionnelle.

   - Encourager les managers à faciliter la résolution de conflits de manière collaborative en identifiant les besoins et

les intérêts de toutes les parties
impliquées.

6. Leadership et motivation :

- Appliquer les principes de l'analyse
transactionnelle pour promouvoir un
leadership efficace et motivant.

- Encourager les managers à utiliser des
transactions positives et soutenantes pour
inspirer et motiver leurs équipes, en
reconnaissant les contributions et en
offrant un soutien approprié.

7. Encouragement de l'autonomie :

- Favoriser un climat de confiance et
d'autonomie au sein des équipes en
encourageant les transactions Adulte-
Adulte et en offrant des opportunités de
prise de décision autonome.

- Donner aux membres de l'équipe les
ressources et les compétences
nécessaires pour agir de manière
autonome et responsable.

8. Suivi et évaluation :

- Évaluer régulièrement l'impact de
l'application des concepts de l'analyse
transactionnelle sur la dynamique

d'équipe, la satisfaction des employés et les performances organisationnelles.

- Fournir des retours d'information aux managers sur leurs pratiques de gestion et leur communication, en mettant en évidence les points forts et les domaines à améliorer.

Voici une liste étape par étape de l'utilisation de l'analyse transactionnelle dans l'entrepreneuriat :

1. Comprendre les concepts de base :

   - Apprendre les concepts fondamentaux de l'analyse transactionnelle, y compris les états du moi (Parent, Adulte, Enfant) et les transactions.

2. Auto-évaluation :

   - Réfléchir à ses propres schémas de comportement et de communication en tant qu'entrepreneur.

   - Identifier les modèles de transaction qui peuvent se produire dans les interactions avec les clients, les employés et les partenaires commerciaux.

3. Application dans la communication :

   - Utiliser les principes de l'analyse transactionnelle pour améliorer la communication avec les clients, en adoptant un état d'Adulte et en évitant les dynamiques Parent-Enfant.

4. Gestion des relations :

   - Appliquer les concepts de l'analyse transactionnelle pour gérer les relations avec les employés et les partenaires commerciaux.

- Reconnaître les schémas de communication qui favorisent une collaboration efficace et identifiez les comportements qui peuvent entraver la relation.

5. Prise de décision et résolution de problèmes :

- Utiliser l'état d'Adulte pour prendre des décisions rationnelles et éclairées.

- Faciliter la résolution de problèmes en encourageant une communication ouverte et en identifiant les besoins et les intérêts de toutes les parties impliquées.

6. Leadership efficace :

- Adopter un style de leadership qui favorise des transactions Adulte-Adulte et encourage l'autonomie et la responsabilité chez les employés.

- Utiliser les transactions Parent pour offrir un soutien et des conseils appropriés, tout en évitant les dynamiques Parent-Enfant qui peuvent être perçues comme autoritaires.

7. Reconnaissance des jeux psychologiques :

- Être conscient des jeux psychologiques qui peuvent se produire dans un contexte entrepreneurial, tels que le "Pourquoi-moi?" ou le "Je suis OK, tu es KO".

- Apprendre à reconnaître ces jeux et à les interrompre de manière constructive pour maintenir des relations professionnelles authentiques et productives.

8. Suivi et évaluation :

- Évaluer régulièrement l'efficacité de l'utilisation de l'analyse transactionnelle dans la gestion des relations professionnelles.

- Réfléchir aux succès et aux défis rencontrés et apporter des ajustements si nécessaire pour améliorer la communication et les relations interpersonnelles.

Voici une approche étape par étape pour utiliser l'analyse transactionnelle dans le développement personnel :

1. Comprendre les concepts de base :

   - Apprenez les principes fondamentaux de l'analyse transactionnelle, y compris les états du moi (Parent, Adulte, Enfant) et les transactions.

2. Auto-évaluation :

   - Réfléchissez à vos schémas de comportement et de communication dans différentes situations de votre vie.

   - Identifiez les modèles de transaction qui se produisent souvent et comprenez comment ils influencent vos relations et votre bien-être.

3. Prise de conscience de soi :

   - Utilisez les concepts de l'analyse transactionnelle pour mieux comprendre vos propres réactions émotionnelles et vos pensées.

   - Identifiez les scénarios où vous adoptez des états du moi particuliers et réfléchissez à leur impact sur vos actions et vos interactions.

4. Identification des objectifs :

- Définissez des objectifs de développement personnel basés sur vos découvertes lors de l'auto-évaluation.

- Identifiez les domaines où vous souhaitez apporter des changements ou des améliorations, tels que la gestion du stress, les relations interpersonnelles ou la confiance en soi.

5. Développement de compétences :

- Utilisez les principes de l'analyse transactionnelle pour développer des compétences spécifiques liées à vos objectifs de développement personnel.

- Par exemple, pratiquez des techniques de communication assertive pour améliorer vos interactions avec les autres ou des stratégies de gestion émotionnelle pour mieux gérer le stress.

6. Application dans la vie quotidienne :

- Mettez en pratique ce que vous avez appris dans des situations de la vie réelle.

- Identifiez les opportunités de mettre en œuvre de nouveaux comportements et réagissez de manière intentionnelle en utilisant les concepts de l'analyse transactionnelle.

7. Auto-réflexion et ajustement :

- Réfléchissez régulièrement sur vos progrès et sur les défis rencontrés dans votre développement personnel.

- Identifiez ce qui fonctionne bien et ce qui peut être amélioré, et ajustez votre approche en conséquence.

8. Intégration continue :

- Continuez à utiliser les principes de l'analyse transactionnelle comme outil de développement personnel à long terme.

- Soyez ouvert aux nouvelles découvertes sur vous-même et à de nouvelles façons d'appliquer ces concepts pour votre croissance personnelle et votre bien-être global.

Voici une approche étape par étape pour utiliser l'analyse transactionnelle dans l'éducation des enfants par leurs parents :

1. Comprendre les concepts de base :

   - Les parents devraient apprendre les principes fondamentaux de l'analyse transactionnelle, y compris les états du moi (Parent, Adulte, Enfant) et les transactions.

2. Auto-évaluation :

   - Les parents devraient réfléchir à leurs propres schémas de comportement et de communication lorsqu'ils interagissent avec leurs enfants.

   - Ils devraient identifier les modèles de transaction qui se produisent souvent et comprendre comment ils influencent la relation parent-enfant.

3. Prise de conscience de soi :

   - Utilisez les concepts de l'analyse transactionnelle pour mieux comprendre leurs propres réactions émotionnelles et leurs pensées lorsqu'ils interagissent avec leurs enfants.

   - Identifiez les moments où ils adoptent des états du moi particuliers et réfléchissez à leur impact sur le comportement et le bien-être de leurs enfants.

4. Communication positive :

   - Les parents devraient apprendre à utiliser une communication positive et encourageante avec leurs enfants en adoptant un état d'Adulte.

   - Ils devraient éviter les dynamiques Parent-Enfant qui peuvent entraîner des conflits ou des frustrations.

5. Discipline constructive :

   - Utilisez les principes de l'analyse transactionnelle pour développer une approche disciplinaire constructive.

   - Encouragez les enfants à comprendre les conséquences de leurs actions et à prendre des décisions autonomes plutôt que d'utiliser des tactiques autoritaires ou punitives.

6. Encouragement de l'autonomie :

   - Favorisez un environnement où les enfants se sentent autonomes et responsables de leurs actions en encourageant les transactions Adulte-Adulte.

   - Donnez-leur des responsabilités appropriées à leur âge et encouragez-les à prendre des décisions et à résoudre des problèmes de manière indépendante.

7. Reconnaissance des jeux psychologiques :

   - Soyez conscient des jeux psychologiques qui peuvent se produire dans les interactions parent-enfant, tels que le "Pourquoi-moi?" ou le "Je suis OK, tu es KO".

   - Apprenez à reconnaître ces jeux et à les interrompre de manière constructive pour maintenir une communication authentique et harmonieuse.

8. Réflexion et ajustement :

   - Réfléchissez régulièrement sur les interactions parent-enfant et sur les défis rencontrés dans l'éducation.

   - Identifiez ce qui fonctionne bien et ce qui peut être amélioré, et ajustez votre approche en conséquence pour soutenir le développement positif de vos enfants.

9. Intégration continue :

   - Continuez à utiliser les principes de l'analyse transactionnelle comme guide pour l'éducation de vos enfants à long terme.

- Soyez ouvert aux nouvelles découvertes sur la parentalité et à de nouvelles façons d'appliquer ces concepts pour favoriser une relation saine et épanouissante avec vos enfants.

Voici une approche étape par étape pour obtenir des relations saines entre amis :

1. Sélectionnez soigneusement vos amis :

   - Choisissez des amis qui partagent vos valeurs, vos intérêts et vos objectifs de vie.

   - Recherchez des personnes qui vous soutiennent, vous inspirent et vous encouragent à être la meilleure version de vous-même.

2. Communiquez ouvertement et honnêtement :

   - Exprimez vos sentiments, vos pensées et vos besoins de manière ouverte et respectueuse.

   - Écoutez activement vos amis, soyez attentif à leurs émotions et montrez-leur de l'empathie.

3. Établissez des limites saines :

   - Définissez clairement vos limites et respectez celles de vos amis.

   - Apprenez à dire non lorsque c'est nécessaire et respectez les décisions de vos amis.

4. Soyez loyal et fiable :

- Tenez vos promesses et respectez vos engagements envers vos amis.

- Soyez là pour vos amis dans les bons moments comme dans les mauvais, et montrez-leur qu'ils peuvent compter sur vous.

5. Résolvez les conflits de manière constructive :

- Abordez les conflits ou les désaccords de manière calme et respectueuse.

- Écoutez les différents points de vue et cherchez des solutions qui conviennent à toutes les parties impliquées.

6. Partagez des expériences positives :

- Créez des souvenirs précieux en partageant des expériences positives avec vos amis.

- Organisez des activités amusantes et enrichissantes qui renforcent vos liens d'amitié.

7. Cultivez la confiance et le respect mutuel :

- Soyez honnête et transparent dans vos interactions avec vos amis.

- Respectez leurs opinions, leurs valeurs et leurs choix de vie, même s'ils diffèrent des vôtres.

8. Donnez et recevez du soutien :

- Offrez votre soutien et votre encouragement à vos amis dans leurs projets et leurs défis.

- Soyez ouvert à recevoir du soutien lorsque vous en avez besoin et acceptez l'aide de vos amis avec gratitude.

9. Pratiquez la gratitude :

- Exprimez régulièrement votre gratitude envers vos amis pour leur présence, leur soutien et leur amitié.

- Montrez-leur à quel point ils sont importants pour vous et combien vous appréciez leur compagnie.

10. Entretenez vos relations :

- Investissez du temps et de l'énergie dans vos relations amicales en restant en contact régulier avec vos amis.

- Organisez des rencontres régulières et maintenez une communication ouverte pour nourrir et renforcer vos liens d'amitié au fil du temps.

L'épilogue

Dans ce manuel, nous avons exploré en profondeur les concepts et les applications pratiques de l'analyse transactionnelle. Nous avons examiné les différents états du moi, les transactions, et les jeux psychologiques qui peuvent influencer nos interactions quotidiennes. À travers des exercices et des ateliers concrets, nous avons appris comment appliquer ces principes dans nos vies personnelles et professionnelles, en identifiant et en corrigeant les schémas de comportement qui peuvent nuire à nos relations et à notre bien-être.

À travers des exemples de cas cliniques, nous avons illustré comment l'analyse transactionnelle peut être utilisée pour comprendre et résoudre les défis relationnels et émotionnels que nous rencontrons. Des listes étape par étape ont été fournies pour guider l'application de ces principes dans différentes situations de la vie, que ce soit dans l'éducation des enfants, le management en entreprise, ou les relations amicales.

Cependant, au-delà de toutes ces techniques et méthodes, il est important de reconnaître que le plus grand bénéfice de l'analyse transactionnelle réside dans la possibilité pour chaque individu de trouver un soutien thérapeutique. Chaque personne peut bénéficier d'une thérapie pour explorer ses pensées, ses émotions et ses comportements, et pour apprendre de nouvelles stratégies pour surmonter les défis qui affectent son bien-être émotionnel. En fin de compte, notre objectif est que chaque lecteur soit encouragé à envisager sérieusement la possibilité de suivre une thérapie, afin de trouver un chemin vers un sentiment de paix intérieure et de satisfaction dans sa vie quotidienne.

Fin

Chers lecteurs,

C'est avec une profonde gratitude que je prends un moment pour exprimer mes sincères remerciements. En tant qu'auteure de ce livre, je suis honorée et reconnaissante pour votre précieux temps et votre engagement à explorer les concepts de l'analyse transactionnelle avec moi.

Je tiens à exprimer ma reconnaissance à tous ceux qui ont contribué à la réalisation de cet ouvrage : mes lecteurs dévoués, mes proches qui m'ont soutenue tout au long de ce voyage, ainsi que mes collègues et mentors qui ont partagé leurs connaissances et leur inspiration.

Votre intérêt et votre engagement dans la découverte de nouvelles perspectives pour améliorer votre bien-être émotionnel et vos relations interpersonnelles sont une source de motivation pour moi. J'espère sincèrement que les idées et les conseils partagés dans ce livre vous seront bénéfiques dans votre propre cheminement personnel et professionnel.

N'oubliez jamais que le pouvoir du changement réside en vous, et je suis honorée d'avoir pu jouer un petit rôle dans votre parcours vers une vie plus épanouie et équilibrée.

Avec toute ma gratitude,

Lydia Derbal

Auteur

Psychanalyste en Analyse transactionnelle

Coach en développement personnel et professionnel